Das komplette 7-tägige Kochbuch mit entzündungshemmende Diät

Rezepten Mit einfachem Plan zur Entzündungsreduzierung Auf Deutsch/ The complete 7-day cookbook with anti-inflammatory diet recipes With a simple plan to reduce inflammation In German

Ihr Leitfaden, um durch Ernährung Entzündungen zu minimieren und die Gesundheit zu maximieren

Charlie Mason

Dieses Buch wird im Folgenden mit dem Ziel veröffentlicht, möglichst genaue und zuverlässige Informationen zu liefern. Unabhängig davon kann der Kauf dieses eBooks als Zustimmung zu der Tatsache angesehen werden, dass sowohl der Herausgeber als auch der Autor dieses Buches in keiner Weise Experten für die darin diskutierten Themen sind und dass alle Empfehlungen oder Vorschläge, die hier gemacht werden, nur der Unterhaltung dienen. Fachleute sollten bei Bedarf konsultiert werden, bevor eine der hierin befürworteten Maßnahmen durchgeführt wird.

Diese Erklärung wird sowohl von der American Bar Association als auch von der Committee of Publishers Association als fair und gültig erachtet und ist in den gesamten Vereinigten Staaten rechtsverbindlich.

Darüber hinaus wird die Übertragung, Vervielfältigung oder Reproduktion eines der folgenden Werke einschließlich spezifischer Informationen als illegale Handlung betrachtet, unabhängig davon, ob sie elektronisch oder in gedruckter Form erfolgt. Dies gilt auch für die Erstellung einer sekundären oder tertiären Kopie des Werkes oder einer aufgezeichneten Kopie und ist nur mit ausdrücklicher schriftlicher Zustimmung des Verlags gestattet. Alle weiteren Rechte vorbehalten.

Die Informationen auf den folgenden Seiten werden weitgehend als wahrheitsgemäße und genaue Darstellung von Tatsachen angesehen, und als solche wird jede Unaufmerksamkeit, jeder Gebrauch oder Missbrauch der betreffenden Informationen durch den Leser dazu führen, dass alle daraus resultierenden Handlungen ausschließlich in seinen Zuständigkeitsbereich fallen. Es gibt keine Szenarien, in denen der Herausgeber oder der ursprüngliche Autor dieses Werkes in irgendeiner Weise für irgendwelche Härten oder Schäden haftbar gemacht werden kann, die ihnen nach der Durchführung der hier beschriebenen Informationen widerfahren könnten.

Darüber hinaus dienen die Informationen auf den folgenden Seiten nur zu Informationszwecken und sollten daher als universell angesehen werden. Wie in diesem Bereich üblich, werden sie ohne Gewähr für ihre verlängerte Gültigkeit oder vorläufige Qualität präsentiert. Erwähnte Marken werden ohne schriftliche Zustimmung verwendet und können in keiner Weise als Unterstützung des Markeninhabers angesehen werden.

INHALTSVERZEICHNIS

Einführung

Die meisten Menschen sehen ihren Körper nicht als Schlachtfeld an, jedoch führen die Systeme Ihres Körpers täglich einen Krieg durch, um Sie gesund zu halten. Mikroarmeen stehen bereit, um bei der geringsten Provokation anzugreifen. Wenn Verletzungen oder Krankheiten drohen, werden diese Armeen mobilisiert. Das Ergebnis ist eine Entzündung. Im Falle einer Erkältung, einer Verletzung oder Knochenbruchs ist die Reaktion akut und begrenzt. Es gibt jedoch viele Probleme, die diese Armeen dazu veranlassen, sich nicht nur in eine Schlacht, sondern in einen unaufhörlichen, unnötigen Krieg zu stürzen.

Mehrere Krankheitszustände halten den Körper in einem Zustand ständiger Kriegsführung. Krankheiten wie Asthma, COPD, Herzkrankheiten, Arthritis, Diabetes und viele Autoimmunerkrankungen wie Morbus Crohn, Lupus oder Reizdarmsyndrom tragen alle zu chronischen Entzündungen bei. Auch Zustände wie Übergewicht, Stress, Bewegungsmangel, sitzender Lebensstil, Rauchen oder eine Ernährung mit verarbeiteten Lebensmitteln führen dazu, dass der Körper entzündungsauslösende Hormone produziert. Dieser konstante Entzündungszustand führt zu einem Ungleichgewicht in Ihrem Körper. Ihre Zellen funktionieren nicht effizient und Sie fühlen sich dadurch schlechter. Gelenkschmerzen, Erschöpfung, Bauchschmerzen/ Krämpfe, Übelkeit und depressive Stimmung sind allesamt Symptome einer chronischen Entzündung.

Eine der besten Möglichkeiten, die chronische Entzündung zu besiegen, ist die Umstellung der Ernährung. Auf den folgenden Seiten finden Sie einen Speiseplan für eine ganze Woche sowie 5 fantastische Bonusrezepte. Eine Ernährungsumstellung ist zwar entscheidend für die Verringerung der Entzündung, aber es gibt noch viele weitere Maßnahmen, die Sie ergreifen können. Bewegung ist eine weitere exzellente Möglichkeit, Entzündungen zu verringern, indem Sie Ihren Kreislauf und den Bewegungsradius Ihrer Gelenke verbessern. Leichte, wenig belastende Übungen wie Laufen, Schwimmen oder Yoga sind für die allgemeine Gesundheit von entscheidender Bedeutung.

Vielen Dank, dass sie sich trotz der großen Auswahl auf dem Buchmarkt zu diesem Thema für dieses Buch entschieden haben! Es wurde alles getan, um sicherzustellen, dass es mit so vielen nützlichen Informationen wie möglich gefüllt wurde und Sie beim Lesen viel Spaß haben!

Kapitel 1: 7-tägiger Speiseplan

Die Vorratskammer füllen:

Für jeden Tag wird eine Einkaufsliste bereitgestellt. Es gibt viele gängige Zutaten für die Vorratskammer, die Sie zu Beginn Ihrer entzündungshemmenden Diät aufstocken müssen! Diese finden Sie in diesem Buch. Eine Vorratskammer ist von Nöten, um sich an einen Diätplan zu halten.

Gewürze:

- Kurkuma
- Kreuzkümmel
- Muskatnuss
- Zimt
- Ingwer (gemahlen und frisch)
- Knoblauch (frisch)
- Meersalz
- Pfeffer - schwarz/cayenne/rote Flocken

Getreide/Backzutaten

- Quinoa
- Haferflocken/Stahlhafer
- Brauner/Wilder Reis
- Mandelmehl
- Kokosnussmehl
- Backpulver
- Vollkornbrot oder Cracker

Soßen/ Kochfette

- Olivenöl
- Kokosnuss-Öl
- Mirin (japanischer Kochwein)
- Soja-Sauce
- Tahini
- Nussbutter (nach Wahl)
- Apfelessig
- Vanille-Extrakt
- Kokosnussmilch

Süßstoffe

- Roher Honig
- Schwarzbandmelasse

Add-Ins und Extras

- Chia/Flachssamen
- Trockenfrüchte
- Nüsse: Mandeln; Cashewnüsse; Walnüsse; Pinienkerne (nach Wahl)

Tag 1

Einkaufsliste:

- Kichererbsen
- Petersilie
- Kichererbsenmehl
- Kartoffelstärke
- Zwiebel
- Grüner Salat
- Avocado
- Eier
- Frisches Basilikum
- Melone oder Frucht nach Wahl für Haferflocken und 2 weitere Mahlzeiten
- Gemüse für Pizza
- Hähnchenbrust

Frühstück: Lebkuchen-Haferflocken

Ingwer, Muskatnuss und Hafer sind allesamt eine entzündungshemmende Mischung für den Start in den Tag. Benutzen Sie die Gewürze/Süße nach Ihrem Geschmack. Roher Honig ist ein Ersatz für Melasse.

- Muskatnuss - .25 t
- Zimt - .5 t
- Ingwer-.25 t
- Schwarzbandmelasse - 1 T
- Wasser - 1,3 Tassen
- Haferflocken aus Stahl - .25 Tassen

Zubereitung:

- Wasser abkochen und den Hafer hineingeben. Zugedeckt kochen, bis der Hafer gar ist (zäh). Die Gewürze und die Melasse unter Rühren hinzufügen.
- Aufbessern durch das Hinzugeben von Trockenfrüchten oder frischen Früchten. Beeren und Äpfel sind eine gute Wahl. Wenn Sie Eiweiß hinzufügen möchten, sollten Sie in Erwägung ziehen, ein Eiweiß aufzuschlagen!

Ergibt 1 Portion

Mittagessen: Entzündungshemmende Kichererbsen-Pasteten

- Kurkuma-Boden - 1 t
- Cayennepfeffer- ½ t - 1 t (je nach Ihrer Hitzepräferenz)
- Meersalz - 1 t
- Kartoffelstärke- 2T
- Kichererbsen - 1,5 C (normalerweise etwa 1 Dose). Entleeren und mit Wasser abspülen.
- Frische Petersilie - .25 C grob geschnitten
- Frischer Knoblauch - 2 Zehen fein gewürfelt
- Zwiebel, rot - 1 klein, gewürfelt
- Kichererbsenmehl - ca. 2 T
- Oliven-, Traubenkern- oder anderes Speiseöl

Zubereitung:

- Zwiebel und Knoblauch in einer Pfanne mit etwas Speiseöl anbraten. Bei mittlerer Temperatur gut durchkochen. Die Kichererbsen und die Kartoffelstärke der Küchenmaschine mahlen, bis sie eine pastöse Konsistenz erreichen. Sie sollten immer noch Konsistenz haben und nicht zu glatt werden. In der Küchenmaschine den gekochten Knoblauch und die Zwiebel sowie Salz und Pfeffer in kurzen Pulsen mischen. Geben Sie die Mischung in eine Schüssel und heben Sie die Petersilie unter.

- Eine dünne Schicht Kichererbsenmehl auf einer flachen Oberfläche verteilen. Schöpfen Sie eine etwa tischtennisballgroße Menge aus und rollen Sie diese in der Hand zu einem flachen Teig. Den Teig in Kichererbsenmehl wenden, um ihn gleichmäßig mit einer sehr leichten Mehlschicht zu überziehen. Wiederholen Sie diesen Vorgang, bis die gesamte Mischung aufgebraucht ist.

- Erhitzen Sie einen Teelöffel Öl in der Pfanne auf dem Herd bei mittlerer bis hoher Hitze. Die Pasteten auf jeder Seite kochen, bis sie gebräunt und durchgekocht sind.

- Auf einem Bett aus grünem Blattsalat mit einem cremigen Avocado-Dressing servieren (siehe Tag 3). Fügen Sie ein Stück Melone hinzu, um die Mahlzeit zu verfeinern.

Ergibt 4 Portionen

Abendessen: Pesto-Hühner-Pizza

Entzündungshemmend bedeutet nicht, dass Sie auf Ihre Favoriten verzichten müssen! Genießen Sie diese Pizza, ohne Ihrem Körper zu schädigen!

- Pesto:

- Pinienkerne, Mandeln oder andere geröstete Nüsse - .3 C
- Frischer Knoblauch - 2-3 Zehen, geschält und in Stücke geschnitten
- Basilikum- 2 C dicht gepackt (Versuch mit verschiedenen Sorten!)
- Olivenöl- .5 C
- Meersalz - .5 t
- Zitronensaft - 1 t
- Parmesankäse - .25 C (fakultativ - hängt davon ab, gut wie Milchprodukte vertrage. Das Rezept funktioniert auch ohne!)

Zubereitung:

Bei niedriger bis mittlerer Hitze und unter ständigem Rühren die Nüsse in einer warmen Pfanne leicht rösten, bis sie heiß sind. Legen Sie die Nüsse, den Knoblauch, das Basilikum und den Käse (optional) in eine Küchenmaschine. Auf eine niedrige Stufe stellen und langsam mit dem Olivenöl, Salz und Zitronensaft beträufeln. Geben Sie nur genug Öl hinzu, sodass eine glatte Konsistenz erreicht wird. Sie wollen keine Suppe! Lagern Sie die Mischung gekühlt und mit einer dünnen Schicht Olivenöl überzogen oder frieren Sie sie ein!

Kruste/Pizza:

- Mandelmehl - 2 C
- Kokosnussöl - 2 T
- Ei (Freiland) - 2
- Meersalz - .5 t
- Biologische, auf der Weide aufgezogene, Gekochte Hühnerbrust - 250g

- Gemüse zum Garnierungen

Zubereitung:

- Mehl und Salz in die Schüssel einer Küchenmaschine geben und auf niedriger Stufe zu einer Mischung verarbeiten.

- In die Mischung Öl und einzeln die Eier hinzugeben, bis ein Teig entsteht. Falls der Teig noch zu klebrig ist, jedes Mal ein kleinen Löffel Mehl hinzufügen.

- Formen Sie den Teig zu einer Kugel (eventuell müssen Sie Ihre Finger mit Mehl oder Kochspray bestreichen, damit sie nicht kleben bleiben) und legen Sie die Kugel zwischen 2 Blätter Wachspapier.

- Rollen Sie den Teig sehr dünn aus - etwa 0,6 cm.

- Nehmen Sie das obere Blatt ab und lassen Sie das untere liegen. Legen Sie ein Backpapier darauf. Mit einer Gabel einige Löcher in das ganze Blatt stechen.

- Backen Sie die Kruste 7 Minuten lang bei 180 Grad.

- Aus dem Ofen nehmen und mit Pesto, gekochtem Hühnchen, Paprika, Champignons oder anderen Pizzabelägen belegen.

- In den Ofen zurück geben und weitere 10 - 12 Minuten backen, bis die Kruste vollständig gebacken ist.

Servieren Sie zum Dessert eine Beilage aus Gemüse und gemischten Beeren!

Ergibt 4 Portionen

Tag 2
Einkaufsliste:

- Kokosnuss-Wasser
- Ananas
- Grüner Salat
- Gemüsebrühe
- Pastinaken
- Karotte
- Zitronen/Zitronensaft
- Frische Minze
- Frisches Basilikum
- Räucherlachs
- Spargel
- Kraut- rot
- Reispapier
- Orangensaft

Das Frühstück: Smoothie- Schlanke, grüne und entzündungshemmende Maschine

- Ingwerwurzel - 2,5 cm
- Kurkuma - .5 t gemahlen
- Zimt - .5 t
- Kokosnusswasser - 1,5 c
- Ananasstücke - 1 C gefroren oder frisch
- Blattgrün (nach Wahl: Grünkohl, Spinat, Rucola, Mangold) - 2 gute Handvoll
- Eis, wenn der Smoothie dicker sein soll

Zubereitung:

- Alles in einen Mixer geben und zu einer glatten Masse verarbeiten.

- Erhöhen Sie das Eiweiß, indem Sie ein paar Kugeln Eiweißpulver hinzufügen. Geben Sie zusätzlich einige Omega-3- und andere entzündungshemmende Nährstoffe mit einer Portion Chia- oder Leinsamen hinzu.

Ergibt 1 Portion

Mittagessen: Karottensuppe mit entzündungshemmenden Gewürzen

- Gemüsebrühe - 3 C - warm
- Frischer Knoblauch - 4 Zehen - geschält und püriert
- Zwiebel- 1 groß- grob geschnitten
- Pastinake - 1- geschält und in Stücke geschnitten
- Karotten - 4 geschälte und in Stücke geschnittene Karotten
- Kurkuma - 1t
- Frischer Ingwer - 2,5 cm gerieben
- Kokosnussöl- .5 T
- Saft einer Zitrone - 3t
- Pfeffer und Salz nach Wunsch

Zubereitung:

- Legen Sie frisch gehacktes Gemüse in einer Schicht auf einem Backblech mit Antihaftbeschichtung oder Papier aus.

- Streuen Sie das Öl über das Gemüse und würzen Sie es dann mit Pfeffer, Salz und Kurkuma.

- Alles etwas verrühren, um sicherzustellen, dass das Öl und die Gewürze das ganze Gemüse bedecken.

- 15 Minuten in einem Backofen bei 180 Grad garen.

- Nehmen Sie das Gemüse heraus und vermischen Sie es mit der warmen Brühe, geriebenem Ingwer und Zitronensaft.

- Achten Sie darauf, dass der Deckel fest aufliegt! Pürieren Sie das Ganze auf hoher Stufe, bis Sie eine seidige, glatte Konsistenz bekommen. Warm servieren.

- Um ein wenig zusätzlichen Geschmack hinzuzufügen - geben Sie etwas Petersilie, Kokosnussflocken oder eine Prise Cayennepfeffer hinzu. Um die Suppe zu verdünnen oder wenn sie ein wenig 'Sahne' hinzufügen wollen, können Sie etwas Kokosnussmilch verwerden.

- Servieren Sie die Suppe mit Vollkorn Keksen, Toast oder mit einem grünem Salat.

Macht 4 Portionen

Abendessen: Lachs-Spargel-Wraps
Wraps

- Frische Minze - .25 C gehackt
- Frisches Basilikum - .25 C gehackt

- Rotkohl - .5 C gehackt oder zerkleinert
- Karotte - .5 C zerkleinert
- Reis-Papierverpackungen - 6 einzelne Verpackungen
- Geräucherter, vorgekochter Wildlachs - 125g.
- Spargel - 375g lbs. (etwa 12 durchschnittlich große Spargel)

Soße

- Zerdrückter roter Pfeffer - eine Prise - 1/4 t (je nach gewünschter Schärfe!)
- Mirin (japanischer Kochwein) - 1 T (kein Mirin? Keine Sorge: verwenden Sie stattdessen 1 T Reisweinessig und ¼ t Honig)
- Saft einer Zitrone - 3 t
- Saft einer Orange - 3t
- Sojasauce - ¼ C

Zubereitung:
Wraps:

- Bringen Sie eine Pfanne mit etwa einem Zentimeter Wasser auf dem Herd zum Kochen.

- Schneiden Sie während des Aufwärmens den Spargel ein oder zwei Zentimeter am unteren Ende ab.

- Legen Sie den Spargel 3 Minuten lang, oder bis er weich ist, in kochendes Wasser.

- Den Spargel für ein oder zwei Minuten in ein Eiswasserbad

legen. Sobald er abkühlt, entfernen Sie ihn und tupfen ihn trocken.

- Wenn Ihre Spargel zu dick ist, schneiden Sie ihn der Länge nach in zwei Hälften.

- Schneiden Sie den Lachs in 6 Streifen, sodass dieser in die Reisverpackungen passt.

- Weichen Sie jeweils 1 Wrap in heißem Wasser ein, bis er weich ist (etwa 30 Sekunden). Tupfen Sie ihn trocken und legen Sie ihn auf einen Teller oder ein Schneidebrett.

- Bauen Sie jeden Wrap auf, indem Sie einen Streifen Lachs nach unten legen.

- Fügen Sie ein paar Spargelstangen, etwas Karotte, Minze, Kohl und Basilikum hinzu. Behalten Sie etwa einen Zentimeter Rand rund um die Außenseite des Wraps bei.

- Beginnen Sie das Zusammenrollen an einem Ende, um eine feste Rolle zu bilden, und falten Sie die Seiten nach und nach ein. Zum Servieren in zwei Hälften schneiden.

Die Soße:

Alle Zutaten miteinander vermengen und gut vermischen. In einer kleinen Schüssel servieren.

Ergibt 6 Portionen

Tag 3:

Einkaufsliste:

- Mandelmilch
- Schalotten
- Kohl
- Blumenkohl
- Bohnensprossen
- Zucchini
- Avocado
- Vollkornnudeln
- Zitrone/Zitronensaft

Frühstück: Quinoa-Frühstücksschale

Nutzen Sie die entzündungshemmenden Eigenschaften Ihrer Lieblingsbeeren und Quinoa in diesem füllenden Frühstück, das Sie den ganzen Tag über satt hält!

- Beeren nach Wahl - .5 Tassen
- Roher Honig - 1 T
- Quinoa- .5 C gekocht pro Packstück Anleitung
- Mandelmilch - .5 C
- Mandeln - gehackt oder gesplittert - 1 T
- Zimt - .25 t
- Chia-Samen - .5 t
- Zitronenschale

Zubereitung:

- Kombinieren Sie den gekochte Quinoa und die Mandelmilch. Beeren, Honig und Zitronenschale einrühren. Mit Mandeln, Zimt und Chiasamen bestreuen. Am besten warm servieren.

Ergibt 1 Portion

Mittagessen: Pad Thai im Rohzustand

- Bohnen- oder Radieschensprossen- .5 c
- Blumenkohl - .5 cu
- Kohl - violett oder grün - .5 c gehackt
- Schalotten - 2
- Karotte - 1
- Zucchini - 1

Soße:

- Ingwerwurzel- .5 t
- Knoblauch-.5 t
- Roher Honig - 1 T
- Zitronensaft - 3t
- Tahini- 2 Esslöffel
- Mandel- (oder beliebige Nuss-) Butter- 2 T
- Sojasauce - 3t

Zubereitung:

- Verwenden Sie einen Spiralisierer oder einen Gemüseschäler, um aus den Karotten und Zucchini "Nudeln" herzustellen.

- Mischen Sie Ihre Nudeln und das restliche Gemüse in einer großen Schüssel. In einer kleinen, separaten Schüssel mischen Sie mit einer Gabel alle Zutaten der Sauce.

- Gießen Sie die Soße über das Gemüse und rühren Sie alles um, wobei Sie darauf achten müssen, dass alles einen gleichmäßigen Überzug erhält.

- Lassen Sie die Sauce mindestens 30 Minuten stehen, aber ein Tag im Kühlschrank wirkt jedoch Wunder für die Aromen!

Ergibt 4 Portionen

Das Abendessen: Vollkornnudeln mit Avocadosauce

Diese vielseitige Sauce ist vollgepackt mit Vitaminen und Mineralien, die die Entzündung bremsen! Diese Soße kann auch als Salatsoße oder Dip-Soße verwendet werden!

- Knoblauch - 2 fein gewürfelte Zehen
- Frühlingszwiebeln - 1 Bund gewürfelt
- Zitronensaft - 1 Zitrone
- Olivenöl- .25 C
- Pfeffer und Salz nach Belieben
- Avocado- 2 groß, reif, entkernt und grob gehackt
- Vollkornnudeln Ihrer Wahl - etwa 250g.

Zubereitung:

- Befolgen Sie die Anweisungen auf der Nudelbox und kochen Sie die Nudeln. In der Küchenmaschine oder im Mixer alle Zutaten, außer den Nudeln, vermengen.

- Verwenden Sie Hülsenfrüchte und pürieren Sie sie. Sobald die Nudeln gekocht sind, lassen Sie das Wasser bis auf 0,5 C ablaufen.

- Geben Sie das Nudelwasser in die Mischung in der Küchenmaschine und verrühren Sie sie, bis sie glatt und cremig ist.

- Zum Bestreichen und Servieren mit den Nudeln vermengen. Mit Zitronenschale oder einem Stück Petersilie garnieren.

Ergibt 4 Portionen

Tag 4:

Einkaufsliste:

- Datteln
- Banane
- Mandelmilch
- Dunkle Schokolade
- Thunfisch
- Sellerie
- Limette/Limettensaft
- Bio-Hühnerbrust ohne Knochen und Haut
- Tomatensauce
- Tomaten in Dosen - gewürfelt
- Dosenbohnen - 2 Dosen - schwarze oder kidney bevorzugt
- Chili-Pulver
- Paprika
- Süße gelbe Zwiebel

Frühstück: Bananen-Hafer-Muffins

Hafer und Ingwer vereinen in diesem köstlichen Muffin ihre entzündungshemmenden Kräfte. Mit dem entzündungshemmenden Kick der dunklen Schokolade ist dies der perfekte Start in den Tag!

- Hafermehl - 1 K *sehen Sie unten, wie Sie Ihr eigenes Hafermehl herstellen können!
- Backpulver- 1 t
- Ingwer - gemahlen - .5 t
- Backpulver - .25 t
- Salz - .25 t
- Datteln - .75 C entkernt, gehackt

- Bananen- .75 C ca. 2 mittelgroße Bananen püriert
- Mandelmilch - ungesüßte Vanille - .5 C
- Apfelessig - 1,5 t
- Vanille-Extrakt - 1 t
- Zartbitterschokolade - 2 T in kleine Stücke gehackt

Zubereitung:

- Stellen Sie den Ofen auf 200 Grad ein und besprühen Sie die Muffin-Pfanne mit einer großzügigen Schicht Kochspray, damit Sie jede einzelne Einkerbung erwischen. Mischen Sie die Gewürze, Backpulver und Soda sowie Mehl in einer kleinen Schüssel zusammen und legen Sie sie zur Seite.

- Mischen Sie mit einem Mixer oder einer Küchenmaschine Datteln, Bananen, Vanille, Mandelmilch und Essig, bis keine großen Stücke mehr übrig sind. Geben Sie die trockenen Zutaten langsam der Mischung hinzu. Gelegentlich die Seiten mit einem Spatel abkratzen, um eine gleichmäßige Mischung zu gewährleisten.

- Den Teig in eine Schüssel geben, die Zartbitterschokolade dazugeben und rühren, bis die Masse gleichmäßig verteilt ist. Die Mischung in jeden Muffin-Becher fast bis zur vollen Menge einfüllen - etwa ¾ voll.

- Muffins etwa 23-26 Minuten backen oder bis ein Zahnstocher sich entfernen lässt, ohne dass der Teig daran kleben bleibt. Lassen Sie die Muffins etwa 10 Minuten in der Form stehen, bevor Sie sie auf ein Gitter stellen, um sie fertig abzukühlen zu lassen.

- Stellen Sie Ihr eigenes Hafermehl her: Vermischen Sie einfach gerollten Hafer in einem Mixer oder einer Küchenmaschine, bis er eine grobe Mehltextur hat.

Ergibt 6 Portionen

Mittagessen: Leichter Thunfischsalat

- Zwiebel- 1 T fein gewürfelt
- Sellerie- 1 Stängel fein gewürfelt
- Entzündungshemmende Mayonnaise - 1 T ** sehen Sie unten, wie Sie Ihre eigene herstellen können!!**
- Thunfisch - 1 Dose wasserdicht verpackt, abgetropft
- Cranberries, Rosinen oder andere Trockenfrüchte - 1-2 T
- Pfeffer und Meersalz zum Abschmecken

Zubereitung:

- Leeren Sie die Dose Thunfisch in eine Schüssel und fügen Sie die restlichen Zutaten hinzu. Gut umrühren und genießen!

- Für etwas mehr Pepp - fügen Sie einige Essiggurken anstelle der Früchte hinzu. Werfen Sie ein gehacktes, hartgekochtes Ei für zusätzliches Protein und andere Nährstoffe hinein. Fügen Sie auch anderes gehacktes Gemüse wie Gurken oder Paprika hinzu!

- ** Entzündungshemmende Mayonnaise: Kombinieren Sie die Sahne (und nur die Sahne!) aus einer Dose Kokosvollmilch mit Limettensaft (3T); Olivenöl (2T); Tahini- oder Nussbutter (2T); Meersalz (1t) in einem Mixer. Pürieren, bis alles gut kombiniert ist.

Ergibt 1 Portion

Abendessen: Hühnchen-Chili (Slow Cooker)

- Pfeffer und Salz nach Belieben
- Kreuzkümmel- 2t
- Chili-Pulver - 3 t
- Süße gelbe Zwiebel - 1 in kleine Stücke geschnitten
- Paprika gehackt - 1
- Frische oder Dosen-Jalapeno- 1 große frische oder 1 Dose
- Frischer Knoblauch - 2 Zehen, fein gewürfelt
- Hautlose Hühnerbrust - freilaufend - gekocht und gewürfelt - 500g.
- Soße, Tomaten - 400ml Dose
- Tomaten - in Dosen, gewürfelt - 1 Dose mit Saft
- Bohnen - Dose, schwarz - 1 Dose mit Saft
- Bohnen - Dosen, Niere - 1 Dose mit Saft

Zubereitung:

- Zwiebel und Knoblauch in Öl - Oliven oder Kokosnuss - in einer Pfanne bei mittlerer Hitze anbraten. Gekochte süße gelbe Zwiebel und Knoblauch in die Schale eines Topfes geben und alles andere dazugeben. Gut mischen. Stellen Sie den Topf 5-6 Stunden lang auf niedriger Stufe ein (oder 4 Stunden auf hoher Stufe).

- Fügen Sie etwas Garnierung hinzu - versuchen Sie es mit Avocadoscheiben oder Frühlingszwiebeln! Falls gewünscht, mit Vollkorn Keksen servieren. Nehmen Sie einen Apfel oder eine Melone zur Abrundung der Mahlzeit hinzu.

Ergibt 4-5 Portionen

Tag 5:

* Mandelmilch
* Banane
* Gemüsebrühe
* Linsen
* Zwiebel
* Karotte
* Sellerie
* Gewürfelte Tomaten
* Baby-Spinat
* Avocado
* Eier
* Frisches Basilikum
* Dosenlachs
* Zitronensaft/Zitrone

Frühstück: Overnight Haferflocken

***Vorbereitung am Abend zuvor erforderlich*

* Mandelmilch - .75 C
* Unbehandelte Haferflocken - .5 C
* Zimt - .25 t
* Chiasamen - 1,5 t
* Vanille-Extrakt - .25 t
* Bananen- 1 klein, sehr reif

Zubereitung:

* Die Banane pürieren, bis sie glatt ist und die Chiasamen und den Zimt untermischen.

* In einem Glas mit festem Deckel den Hafer, die Mandelmilch und

die Vanille hinzufügen. Die Bananenmischung in das Glas geben, den Deckel fest aufsetzen und schütteln, um alle Zutaten gut zu vermischen. Lassen Sie das Glas über Nacht im Kühlschrank stehen und genießen Sie es am nächsten Morgen.

• Überlegen Sie sich, ob Sie Ihre Lieblingsnüsse, frisches Obst, Kokosflocken, einen Spritzer rohen Honig oder ein paar Stücke dunkler Schokolade dazugeben wollen!

Ergibt 1 Portion

Mittagessen: Leckere Linsensuppe mit Spinat

Linsen sind ein Star unter den entzündungshemmenden Grundnahrungsmitteln. Diese Mitglieder der Familie der Hülsenfrüchte sind reich an Ballaststoffen, Proteinen und Nährstoffen, die beim Verhindern von Entzündungen helfen.

- Gemüsebrühe - 4 c
- Linsen - Farbe bleibt Ihnen überlassen - 1 c gespült und abgetropft
- Zwiebel - 1 große, gehackte
- Karotte, geschält - 2 grob gehackt
- Sellerie, gespült - 2 Stängel grob in kleine Stücke geschnitten
- Knoblauchzehen- 2 fein gewürfelt
- Tomaten - gewürfelt mit Saft - 1 400ml Dose
- Kurkuma - .5 T
- Kreuzkümmel - 1,5 t
- Zimt - .5 t
- Kardamom-.25 t
- Lorbeerblatt- 1 Blatt
- Salz und Pfeffer zum Abschmecken

- Olivenöl zum Anbraten - 2 t
- Babyspinat- 2 C

Zubereitung:

- Geben Sie die Knoblauchzehen und die Zwiebelstücke mit etwas Speiseöl in einen großen Topf - am besten Oliven- oder Kokosnussöl. Karotten und Sellerie durchkochen und unterrühren. Etwa 3 Minuten kochen lassen und Kurkuma, Kreuzkümmel, Zimt, Salz, Pfeffer und Kardamom hinzufügen. Gut umrühren und die Gewürze gut verteilen.

- Die Tomaten, die Gemüsebrühe, die Linsen und das Lorbeerblatt unterrühren. Auf kleiner Flamme ca. 18-25 Minuten köcheln lassen, oder bis die Linsen mit einer Gabel zerdrückt werden können. Lorbeerblatt herausnehmen, bevor der Spinat hinzugefügt und gut eingerührt wird. Kochen, bis dieser welkt.

- Für eine cremige Suppe können Sie eine Dose Kokosmilch hinzuzufügen. Um die Suppe leichter zu machen, fügen Sie kurz vor dem Servieren einen oder zwei Teelöffel Limettensaft hinzu.

Ergibt 4 Portionen

Abendessen: Lachsfladen

- Sesamöl - .5 T
- Sojasauce - 3 t
- Roher Honig- .5 T
- Frischer Ingwer - 3 t fein gerieben
- Zitronensaft - 3 t
- Avocado - eine knappe .25C zerschlagen

- Mandelmehl (oder jedes Nussmehl) - .5 C
- Eier- 2 (freilaufend)
- Meersalz - .5 T
- Lachs - 1 Dose 350g
- Avocado-Dip-Sauce:
- Knoblauch - 1 geschälte und gehackte Knoblauchzehe
- Frisches Basilikum - 1 Handvoll - ca. .25 C gehackt
- Saft einer Zitrone - 4 t
- Avocado- 1 groß
- Olivenöl - 3 t
- Pfeffer und Meersalz zum Abschmecken

Zubereitung:

- Salz, Mehl, Lachs und Eier in einer Schüssel vermischen und mit einer Gabel gut durchmischen. Mischen Sie in einer separaten, kleinen Schüssel den Zitronensaft, Honig, Sesamöl, Ingwer, Sojasauce und Avocado. Alles glatt rühren, zum Lachs geben und gut verrühren.

- Nehmen Sie etwa eine ¼ der Mischung und formen Sie sie zu einer Kugel. Mit den Händen oder einem Spatel flachdrücken, um eine Frikadelle zu formen. Erhitzen Sie eine schwere Pfanne mit einem oder zwei Teelöffeln Speiseöl (Kokos- oder Olivenöl wäre geeignet). Sobald das Öl erhitzt ist, legen Sie die Frikadellen in die Pfanne. Lassen Sie sie einige Minuten auf jeder Seite backen, bis sie braun werden und durchkochen.

- Für die Sauce: Vermischen Sie mit einem Mixer oder einer Küchenmaschine mit den Knoblauchzehen und Basilikumblättern, bis sie gehackt sind. Geben Sie die restlichen Zutaten dazu. Immer wieder pürieren, bis keine Stücke mehr vorhanden sind.

- Auf einem Bett aus grünem Salat servieren und mit der Soße bedecken.

Ergibt 4 Portionen

Tag 6:

Einkaufsliste

- Karotten
- Banane
- Ananas
- Zitrone/Zitronensaft
- Kichererbsen
- Zwiebel
- Ei
- Vollkorn-Brotkrumen
- Rüben
- Schauen Sie nach den Zutaten in der Vorratskammer

Frühstück: Entzündungshemmender Frühstücks-Smoothie

- Karottensaft - .5 C ** sehen Sie unten, wie Sie Ihren eigenen herstellen können**
- Mandelmilch - 1 C
- Bananen- 1 groß
- Ananas- 1 C
- Kurkuma - .25 t
- Frischer Ingwer - .5 T gerieben
- Zitronensaft - 1 T

Zubereitung:

- Geben Sie jede Zutat in einen Mixer und stellen sie Ihn auf die höchste Stufe, bis keine weiteren Stücke mehr vorhanden sind. Frieren Sie die Ananas- und Bananenstücke vor der Zubereitung ein, um eine dickere Konsistenz zu erhlaten. Für einen dünneren Smoothie mehr Saft hinzufügen.

- ** Um Ihren eigenen Karottensaft herzustellen: Geben Sie 2 Karotten und 1,5 C gefiltertes Wasser in einen Mixer. Vermischen Sie alles auf hoher Stufe, bis der Saft vollständig püriert ist. Durch ein Käsetuch über einer Schüssel abseihen. Überschüssigen Saft aus dem Fruchtfleisch auspressen. Einige Tage in einem fest verschlossenen Glas aufbewahren.

Ergibt 1 Portion

Mittagessen: Cremiges Hummus Pesto

Basilikum ist ein Kraftwerk mit entzündungshemmenden Eigenschaften, ebenso wie Kichererbsen und Tahini. Sie vereinen sich in einer brillanten Kombination aus einem glatten, leckeren Hummus. Achten Sie bei fertigem Pesto darauf, das es bio ist und gekühlt werden muss, um das am wenigsten verarbeitete Produkt zu erhalten. Frisch zubereitetes Pesto ist in vielen Feinkostläden erhältlich **Zubereitetes Pesto aus dem Laden enthält Käse/Milch! ** Stellen Sie Ihr eigenes milchfreies Pesto her (siehe Pesto-Rezept am 1. Tag!).

- Kichererbsen - 1 Dose
- Tahini - .25 C
- Zitronensaft- .25 C
- Olivenöl - 1 T
- Frischer Knoblauch - 3 Zehen
- Pesto- 3 T
- Salz und Pfeffer zum Abschmecken

Zubereitung:

- Die Kichererbsen abtropfen lassen und 2 Esslöffel des Saftes aufbewahren. Alle Zutaten, einschließlich des reservierten Saftes, in einer Küchenmaschine kombinieren und zu einem glatten Teig verarbeiten. Gelegentlich die Seiten mit einem Spatel abkratzen, um eine gleichmäßige Mischung zu erhalten.
- Mit Sellerie oder Vollkorn Keksen servieren. Für eine vollständige Mahlzeit mit einem großen Obstsalat kombinieren.

Ergibt 3 Portionen
Abendessen: Entzündungshemmender Rüben-Gemüse-Burger

- Zwiebel- 1 mittel, fein gehackt
- Frischer Knoblauch - 2 Zehen, fein gehackt
- Ei (freilaufend) - 1
- Kokosnussöl- .25 T in flüssiger Form
- Vollkornpaniermehl - 2 T
- Leinsamen- 3t
- Saft einer Zitrone - .5 T
- Chili-Flocken - .25 T
- Meersalz - .25 T
- Rüben- 2 C geschält und gewürfelt
- Olivenöl - 1 T
- Quinoa- 1 C gekocht

Zubereitung:

- Rübenbraten: Auf einem mit Pergamentpapier ausgekleideten Backblech die mit Olivenöl bestreuten, gewürfelten Rüben in einer Schicht anordnen. Bei 170 Grad 30 Minuten lang backen und zum Abkühlen beiseite stellen.

- Mit einer Küchenmaschine die Rüben so weit pulsieren, dass sie püriert sind, aber noch Konsistenz erhalten. Die Rüben in eine Schüssel geben. Zwiebel, Knoblauch, Ei, Semmelbrösel, Leinsamen, Kokosnussöl, Zitronensaft, Chili Flocken, Meersalz und Quinoa hinzufügen. Gut mischen. Falls die Mischung zu flüssig ist, zusätzliche Paniermehl hinzufügen.

- Die Mischung zu 4 Fladen formen und zum Backen auf ein Antihaft-Papier legen oder Pergamentpapier verwenden. Die Burger im auf 170 Grad vorgeheizten Ofen für 15 Minuten backen. Die Frikadellen umdrehen und weitere 15 Minuten backen.

- Bauen Sie Ihren Burger auf einem Vollkornbrötchen auf oder nehmen Sie stattdessen ein "Salat"-Brötchen. Hervorragend mit Avocado-Dip-Sauce (sehen Sie das Rezept für Lachspastetchen). Passt gut zu Zucchini-Pommes oder grünem Blattsalat für eine vollständige Mahlzeit. Probieren Sie ein oder zwei Stücke Bitterschokolade als Dessert aus!

Tag 7:

Einkaufsliste:

- Mandelmilch
- Eier
- Avocado
- Dijon-Senf
- Pilze
- Gefrorene Gemüsemischung - Karotten, Brokkoli, Blumen-kohl (oder ähnliches) 250g
- Zwiebel
- Wasserkastanien
- Bok Choi

Das Frühstück: Buchweizen-Pfannkuchen

- Zimt (zum Dekorieren) - 2 t
- Milchfreie Milch (Mandel funktioniert gut) - 240ml
- Backpulver- 3t
- Eier - Weidehaltung - 3
- Mehl, Buchweizen - 1,5 C
- Meersalz - .5 t
- Vanille-Extrakt-. 5 t
- Kokosnussöl zum Kochen

Zubereitung:

- Salz, Backpulver, Zimt und Mehl in einer Schüssel mischen. In einer zweite Schüssel Sie Vanille, Milch und Eier mit einer Gabel vermischen. In die erste Schüssel hinzugeben. Die Zutaten vollständig einarbeiten, aber nicht übermischen. Der Teig sollte dick und klumpig sein.

- Erhitzen Sie die Grillplatte oder Pfanne und schmelzen Sie das Kokosnussöl. Löffeln Sie den Teig auf die Grillplatte und breiten Sie ihn gegebenenfalls aus. Lassen Sie den Teig kochen, bis sich in der Mitte Blasen bilden und die Ränder zusammenhalten und trocken sind. Verwenden Sie einen Spatel zum Umlegen, um die andere Seite zu kochen. Sie sollten die Temperatur in der Pfanne mäßig halten, da diese Kuchen dicht sind und Zeit brauchen, bis sie ganz durchgebacken sind!

- Mit frischem Obst, schwarzer Melasse, rohem Honig oder Kokosnussflocken belegen.

Ergibt 10-12 Portion

Mittagessen: Eiersalat mit Avocado

Avocados sind entzündungshemmende Superstars! Sie ersetzen die typische Mayonnaise in einem traditionellen Eiersalat und verleihen eine wunderbare, cremige Textur. Ein Spritzer Apfelessig verleiht ihnen einen Hauch von Geschmack und ist eine vertraute Verdauungshilfe.

- Pfeffer und Salz zum Abschmecken (denken Sie daran - das Salz spärlich verwenden!)
- Apfelessig - ein Spritzer (etwa .5t)
- Senf - Dijon, grob oder normal: .5 T
- Eier - 3 gekocht und gehackt
- Avocado- .5 gehackt

Die Avocado in einer Schüssel zerkleinern und die restlichen Zutaten hinzufügen. Zusammen verrühren und genießen!

Ergibt 2 Portionen

Für einen Twist - frischen oder getrockneten Dill oder gehackte Dill Gurken hinzufügen. Mit Vollkorntoast oder Crackern servieren und mit einem Melonensalat zu einer sättigenden Mahlzeit kombinieren.

Abendessen: Asiatischer Champignons Stir Fry

Alle Pilze haben entzündungshemmende Eigenschaften. Asiatische Pilze sind besonders schmackhaft und eignen sich hervorragend für Stir Fry. Schauen Sie in Ihrem örtlichen Lebensmittelgeschäft nach, was erhältlich ist. Zu unseren Vorschlägen gehören Shitake, Maitake, Austern, Crimini oder einfache weiße Champignons.

- Champignons - 750g halbiert oder in Scheiben geschnitten
- Gefrorene Gemüsemischung - Karotten, Brokkoli, Blumen- kohl (oder ähnliches) 280g
- Kokosnussöl - 2-3 T zum Kochen
- Frisch gehackter Ingwer - 3 t
- Frischer Knoblauch - 2 fein gewürfelte Zehen
- Zwiebel- 1 mittelgroß gehackt
- Wasserkastanien (optional) - 150g Dose abgetropft und gespült
- Bok Choi - 1 Kopf in Streifen geschnitten
- Soja- oder Austernsoße - 2 T
- Ei - 1
- Quinoa- 1,5 C gekocht

Zubereitung:

- Bereiten Sie den Quinoa nach den Anweisungen auf der Schachtel zu und legen ihn zur Seite.

- Das Kokosnussöl in einer Pfanne bei mittlerer bis hoher Stufe erhitzen. Sobald das Öl heiß ist, den Ingwer und den Knoblauch hinzugeben. Unter gutem Umrühren einige Minuten kochen las- sen und die Zwiebel dazugeben. Weiter rühren, bis die Zwiebel glasig werden.

- Die Champignons untermischen, bis sie zu bräunen beginnen. Tiefkühlgemüse einrühren und kochen, bis es weich ist. Die Wasserkastanien und Bok Choy unter Rühren hinzufügen, bis sie gut durchgekocht sind.

- Die Gemüsemischung aus der Pfanne nehmen und warm halten. Geben Sie eine kleine Menge Öl in die Pfanne, sobald diese trocken ist, und fügen Sie dann den Quinoa und das Ei hinzu. Die Mischung rühren, bis das Ei gleichmäßig durchgerührt ist.

• Geben Sie das Gemüse wieder hinzu und verrühren Sie alle Zutaten. Mit Soja- oder Austernsoße beträufeln und nach Geschmack Salz oder Pfeffer hinzufügen.

Ergibt 4 Portionen

Kapitel 2: Fünf fantastische BONUS-Rezepte

- Pfeffer, Salz und den Babyspinat hinzufügen. Umrühren und servieren!

- Erwägen Sie, etwas grob gehacktes Basilikum oder Petersilie obenauf zu geben!

- Um den Gehalt von Eiweiß zu erhöhen, ersetzen Sie Kichererbsen durch Huhn oder Fisch. Experimentieren Sie mit verschiedenen Gemüsesorten und Kürbissen.

Ergibt 4 Portionen

Entzündungshemmende Frittata

- Brokkoli- gekochte Röschen - 2 C gehackt
- Champignons - 1 C in Scheiben geschnitten (jede Sorte)
- Süßkartoffel- gekocht- 2 C grob gewürfelt
- Zwiebel- 1 mittel - grob gehackt
- Frischer Knoblauch - 1 Knoblauchzehe fein gewürfelt
- Eier (Freilauf) - 6-8
- Frischer Rosmarin - 1 T grob gehackt
- Frisches Basilikum - 3 T grob gehackt
- Pfeffer und Salz zum Abschmecken

Zubereitung:

- Süßkartoffeln und Brokkoli dämpfen oder rösten und beiseite stellen.

- Die Zwiebel, den Knoblauch und die Pilze in einer großen ofenfesten Pfanne (Gusseisen funktioniert prima!) mit einem Spritzer Kokos- oder Olivenöl garen, bis alles gekocht und die Zwiebeln klar sind.

- Die Eier in einer weiteren Schüssel mit einem Schneebesen so lange kräftig aufschlagen, bis sie schaumig sind, und Rosmarin, Pfeffer und Salz unterrühren.

- Geben Sie die Kartoffeln und den Brokkoli in die Pfanne und verteilen Sie alles gleichmäßig. Gießen Sie die Eiermasse ein und schwenken Sie die Pfanne hin und her, um sicherzustellen, dass die Eier gut verteilt sind.

- In einen vorgeheizten 180 Grad vorgeheizten Backofen geben und 8-12 Minuten lang backen. Vergewissern Sie sich, dass die Mitte der Masse durchkocht ist.

- Die Frittata vor dem Schneiden zum Servieren etwa 5 Minuten beiseite stellen. Vor dem Servieren mit gehacktem Basilikum bestreuen.

Ergibt 4-5 Portionen

Fisch-Tacos mit Krautsalat
Entzündungshemmendes, pflanzliches Kurkuma-Curry

- Kichererbsen - 1 Dose abgetropft
- Kokosnussmilch (Vollfett) - 1 Dose
- Babyspinat- 2 C
- Grüne Erbsen - gefroren - .5 C

- Champignon (Sorte nach Wahl) - 1 C in Scheiben geschnitten
- Jap/Kent Kürbis- .25 des Kürbisses grob zerkleinert
- Zwiebel- mittel - 1 gehackt
- Frischer Knoblauch - 2 Zehen, geschält und fein gewürfelt
- Frischer Ingwer - 1 T gerieben
- Kokosnusszucker (oder Rohhonig) - 1 t
- Kurkuma, gemahlen - 2 T
- Kokosnussöl- 2T
- Pfeffer und Salz zum Abschmecken

Zubereitung:

- Dämpfen oder braten Sie den Kürbis, bis er gekocht ist und stellen Sie ihn beiseite.

- In einer großen Pfanne Öl, Zwiebel, Knoblauch, Ingwer und Kurkuma kochen, bis die Zwiebel glasig wird.

- Den gekochten Kürbis, Kichererbsen, Pilze, grüne Erbsen und Zucker zusammen mit der Zwiebelmischung ca. 3-4 Minuten kochen lassen.

- Die Kokosmilch hinzufügen und gut umrühren. Etwa 15 Minuten auf kleiner Flamme kochen lassen.

Krautsalat:

- Kraut, rot .5 C gerieben
- Paprika, beliebige Farbe - .5 c in sehr dünne Streifen geschnitten
- Zwiebel-.25 C fein gewürfelt
- Oliven-, Avocado- oder Kokosnussöl - .5 T

- Limettensaft - 1 T (oder .5 frische Limette)
- Koriander - .25 C grob gehackt

Fisch:

- Fester Weißfisch (Tilapia, Kabeljau, Mahi-Mahi, Schnapper) - 1 lb.
- Kreuzkümmel - .25 t
- Cayennepfeffer - .25 t (optional)
- Knoblauch - 1 Zehe fein gewürfelt
- Limettensaft - 2 T (1 ganze Limette)
- Meersalz - .5 t

Extras: Avocado, Guacamole, Tomaten oder Salsa

Zubereitung:

- Kombinieren Sie das gesamte Gemüse und den Koriander. Mit Limettensaft und Öl bestreuen und zum Überziehen gut schwenken. Zur Seite stellen.

- Den Fisch in mundgerechte Stücke schneiden. Mit Gewürzen und Limettensaft bestreuen. 15 Minuten ruhen lassen. In einer antihaftbeschichteten Pfanne etwa 0,5 T Öl hinzufügen und bei mittlerer bis hoher Temperatur heiß werden lassen. Den marinierten Fisch in die Pfanne geben und gelegentlich bewegen, bis er vollständig gekocht ist.

- Stellen Sie die Tacos zusammen: Legen Sie 3 oder 4 Stücke Fisch entweder in einen Vollkorntortilla oder in eine Salatverpackung, dafür eignend sind Salatsorten wie Römersalat oder Kopfsalat. Nach Belieben mit Krautsalat und zusätzlicher Garnierung belegen.

Ergibt 4 Portionen

Gefüllte Pilze mit entzündungshemmendem Kick

- Quinoa- 1,5 C per Paclungsanleitung zubereitet
- Biologisches, mageres, freilaufendes Huhn oder Truthahn - 500g.
- Bio-Salsa oder gewürfelte Tomaten- .5 C
- Frischer Knoblauch - 1 Knoblauchzehe fein gewürfelt
- Kreuzkümmel - 1 t
- Kurkuma - 1 t
- Portabello-Kappen - 4 große, gewaschen und entstielt
- Koriander - 1 kleine Handvoll grob gehackt
- Meersalz - .5 t oder nach Geschmack
- Cayennepfeffer - .25 t (zum Würzen)
- Oliven-, Avocado- oder Kokosnussöl - .5 T

Zubereitung:

- Geben Sie das Speiseöl in eine flache Pfanne und erhitzen Sie es auf mittlerer Stufe. Das Hackfleisch dazugeben und anbraten. Gewürfelten Knoblauch, Quinoa und Salsa einrühren. Gründlich vermischen und dann mit Kreuzkümmel, Kurkuma, Salz und Pfeffer würzen. Gut umrühren.

- Die Mischung in die Pilzkappen (die Stielseite) schöpfen. Auf das ausgewählte Kochgeschirr legen. 10 Minuten bei 190 Grad backen lassen.

- Nach dem Herausnehmen aus dem Ofen Koriander darüber streuen. Mit grünen Salat garniert mit Avocado-Dressing servieren.

Ergibt 4 Portionen

Entzündungshemmendes Balsamico-Grillhähnchen
***Am besten über Nacht Marinieren lassen ***

- Einfache Marinade:
- Olivenöl- .5 C
- Balsamico Essig - .25 C
- Dijon-Senf - 1,25 T
- Frischer Rosmarin - 1 T grob gehackt
- Frischer Knoblauch - 2 Zehen fein gewürfelt
- Kurkuma, gemahlen - 1 t
- Pfeffer und Meersalz - je .5 t
- Biologische, magere, freilaufende, hautlose Hühnerbrüste - 4 Brüste oder etwa 500g.

Zubereitung:

- Mischen Sie den Essig, Senf und die Kräuter/Gewürze zusammen. Das Olivenöl mit dem Schneebesen einrühren.

- Die Hühnerbrüste in einen verschließbaren Beutel geben und die Marinade einfüllen. Verschließen Sie den Beutel und drehen Sie das Huhn, um sicherzustellen, dass alle Seiten mit der Marinade bedeckt sind. Über Nacht in den Kühlschrank stellen.

- Nehmen Sie das Huhn zum Kochen aus dem Beutel und werfen Sie den Beutel sowie die restliche Marinade weg. Legen Sie das Hähnchen auf eine erhitzte, gut geölte Grillfläche, die auf mittlerer Temperatur eingestellt ist. Lassen Sie die Brust auf jeder

Seite etwa 8 Minuten garen, bis sie durch ist und die Innentemperatur mindestens 75 Grad erreicht hat.

- Servieren Sie das Huhn mit Wild- oder Braunreis, Quinoa oder anderen Vollkornvarianten und grünem Salat oder gebratenem Gemüse für eine gesunde, sättigende Mahlzeit voller entzündungshemmender Nährstoffe!

Zusammenfassung

Vielen Dank, dass Sie es bis zum Ende der Anti-Entzündungs-Diät geschafft haben - Ihr Leitfaden zum Essen, um Entzündungen zu minimieren und die Gesundheit zu maximieren. Hoffentlich war er informativ und hat Ihnen alle Hilfsmittel zur Verfügung gestellt, die Sie zum Erreichen Ihrer Ziele benötigen, ganz gleich wie diese aussehen mögen.

Der nächste Schritt ist die Entscheidung, welche der Leckereien zuerst serviert wird. Alle sind mit den mitgelieferten, simplen Anleitungen leicht zuzubereiten. Fangen Sie doch gleich an und stellen Sie eine Liste mit allem zusammen, was Sie in den ersten Tagen zubereiten möchten. Sie werden sicher die Aufmerksamkeit Ihrer Familie bekommen, wenn diese leckeren Mahlzeiten und Snacks in der Küche und auf dem Esstisch auftauchen.

Laden Sie dank all dieser neuen Rezepte ein paar Freunde ein und feiern Sie eine Party. Sie werden sicher der Hit der Nachbarschaft sein, egal ob Sie Frühstück, Mittagessen oder Abendessen für Ihre Menüplanung wählen. Sie können jederzeit ein paar Snacks bereitstellen, um zu sehen, ob Sie die Aufmerksamkeit aller haben, bevor Sie sie überraschen!

Index für Rezepte

Kapitel 1: 7-tägiger Speiseplan

Tag 1:
- Frühstück: Lebkuchen-Haferflocken
- Mittagessen: Entzündungshemmende Kichererbsen-Pasteten
- Abendessen: Pesto-Hühner-Pizza

Tag 2:
- Frühstück: Smoothie- Schlanke, grüne und entzündungshemmende Maschine
- Mittagessen: Karottensuppe mit entzündungshemmenden Gewürzen
- Abendessen: Lachs-Spargel-Wraps

Tag 3:
- Frühstück: Quinoa-Frühstücksschale
- Mittagessen: Pad Thai im Rohzustand
- Abendessen: Vollkornnudeln mit Avocadosauce

Tag 4:
- Frühstück: Bananen-Hafer-Muffins
- Mittagessen: Leichter Thunfischsalat
- Abendessen: Hühnchen-Chili (Slow Cooker)

Tag 5:
- Frühstück: Overnight Haferflocken
- Mittagessen: Leckere Linsensuppe mit Spinat
- Abendessen: Lachsfladen

Tag 6:

- Frühstück: Entzündungshemmender Frühstücks-Smoothie
- Mittagessen: Cremiges Hummus Pesto
- Abendessen: Entzündungshemmender Rüben-Gemüse-Burger

Tag 7:
- Frühstück: Buchweizen-Pfannkuchen
- Mittagessen: Eiersalat mit Avocado
- Abendessen: Asiatischer Champignons Stir Fry

Kapitel 2: Fünf fantastische BONUS-Rezepte

- Entzündungshemmende Frittata
- Fisch-Tacos mit Krautsalat - Entzündungshemmendes Gemüse Kurkuma-Curry
- Gefüllte Pilze mit entzündungshemmendem Tritt
- Entzündungshemmendes Balsamico-Grillhähnchen
- Einfache Marinade

In den folgenden Kapiteln werden alle Rezepte besprochen, die Sie kennen müssen, um mit der 5:2-Diät zu beginnen. Dieser Diätplan ist einfach zu befolgen. Sie haben zwei Tage in der Woche, an denen Sie fasten, und fünf Tage, an denen Sie (im Rahmen des Möglichen) schlemmen dürfen. Die Idee ist, dass Sie mit den beiden Fastentagen, die nicht direkt aufeinander folgen sollten, weniger Kalorien aufnehmen und ohne harte Arbeit abnehmen können.

Das Schwierigste an diesem Diätplan ist es, Mahlzeiten zu finden, die so kalorienarm sind, dass Sie das Fasten nicht unterbrechen. Außerdem wollen Sie natürlich auch, dass sie sättigend sind, so dass Sie keiner Versuchung ausgesetzt sind. Dieser Leitfaden bietet Ihnen viele tolle Mahlzeiten zum Frühstück, Mittagessen, Abendessen und Dessert, die alle weniger als 350 Kalorien haben.

Dadurch lassen sie sich leicht in Ihren Tag integrieren, egal ob es sich um einen Festtag oder einen Fastentag handelt, und können Ihnen die gewünschten Ergebnisse liefern! Nehmen Sie sich etwas Zeit, um die Rezepte durchzuschauen und wählen Sie die Rezepte aus, die Sie zuerst ausprobieren möchten!

Es gibt zu diesem Thema viele Bücher auf dem Markt, daher nochmals vielen Dank, dass Sie sich für dieses Buch entschieden haben! Es wurden alle Anstrengungen unternommen, um sicherzustellen, dass es so viele nützliche Informationen wie möglich enthält. Bitte genießen Sie es!

Kapitel 1: Frühstücksrezepte

Blaubeer-Kompott und Joghurt

Kalorien: 75

Was ist drin?

- Haferkleie (1 Teelöffel)
- Fettfreier Joghurt (3 Esslöffel)
- Heidelbeeren (50)

Wie wird es zubereitet?

1. Nehmen Sie eine Schüssel und legen Sie die Blaubeeren hinein. Geben Sie die Schüssel in die Mikrowelle und erhitzen Sie sie etwa 45 Sekunden lang auf hoher Stufe, damit die Blaubeeren sternförmig zerplatzen.
2. Nehmen Sie die Schüssel aus der Mikrowelle und lassen Sie sie etwas abkühlen.
3. Vor dem Servieren die Blaubeeren mit Kleie und Joghurt bedecken.

Honig und Hüttenkäse-Toast

Kalorien: 130

Was ist drin?
- Honig (1 Teelöffel)
- Hüttenkäse (2 Eßl.)
- Brot (1 Scheibe)

Wie wird es zubereitet?

1. Geben Sie den Toast und in den Toaster und bereiten Ihn nach gewünschter Bräune zu.
2. Breiten Sie den Hüttenkäse auf der Brotscheibe aus und beträufeln Sie den Toast vor dem Servieren mit etwas Honig.

Schweizer und Birnen-Omelette

Kalorien: 121
Was ist drin?
• Geriebener Schweizer Käse (45g)
• Mandelmilch (1,5 Eßl.)
• Eier (3)
• Salz (.25 Teelöffel)
• Gehackte Birne (.25)
• Gewürfelte Schalotte (1)
• Olivenöl (1 Esslöffel)

Wie wird es zubereitet?

1. Eine Pfanne erhitzen. Wenn die Pfanne warm ist, Salz, Birne und Schalotte dazugeben und fünf Minuten kochen lassen.
2. Während des Kochens eine Schüssel herausnehmen und die Mandelmilch mit den Eiern verquirlen. Gießen Sie diese zum Kochen über die Birnen.
3. Wenn Sie sehen, dass die Ränder weiß werden und der Boden zu kochen beginnt, drehen Sie Ihr Omelett um.
4. Geben Sie den Käse in die Mitte und falten Sie das Omelett in der Mitte zusammen. Kochen Sie das Omelett so lange, bis der Käse schmilzt.

Chai Tee Smoothie

Kalorien: 123

Was ist drin?
- Eis
- Stevia (.25 Teelöffel)
- Zimt (.25 Teelöffel)
- Vanille-Joghurt (.25 c.)
- Banane (.5)
- Gebrühter Chai Tee (.5 c.)
- Mandelmilch (.5 c.)
- Flachsmehl (1 Teel.)

Wie wird es zubereitet?
1. Zu Beginn rühren Sie das Flachsmehl und die Mandelmilch zusammen und stellen die Mischung zur Seite, während Sie an den anderen Zutaten arbeiten.
2. Nehmen Sie einen Mixer heraus und geben Sie nach und nach die restlichen Zutaten hinein, bis sie glatt und cremig sind.
3. Fügen Sie der Mandelmilch-Mischung etwas Ei hinzu und pürieren Sie die Mischung erneut. Zimt darüber streuen und dann servieren.

Eiweiß-Omelette

Kalorien: 78
Was ist drin?
- Pfeffer
- Gehackter Schnittlauch (2)
- Geriebene Zucchini (1)
- Gewürfelte Tomate (1)
- Geschlagenes Eiweiß (2)

Wie wird es zubereitet?

1. Nehmen Sie eine Bratpfanne und lassen Sie diese auf niedriger Hitze aufheizen. Erhitzen Sie ebenfalls den Grill.

2. Geben Sie das Eiweiß in eine Schüssel und würzen Sie es mit Pfeffer, bevor Sie es in die Pfanne geben, und schwenken Sie die Pfanne ausgiebig, damit sich das Ei verteilt.

3. Wenn der Omelettboden zu kochen begonnen hat, Schnittlauch, Tomaten und Zucchini hinzugeben und einige Sekunden lang erwärmen.

4. Nehmen Sie die Pfanne vom Herd und legen Sie diese in den Ofen, wobei Sie darauf achten müssen, dass der Stiel nicht aus dem Ofen ragt. Eine Minute grillen und genießen!